DEVENEZ MAGNETISEUR

Bruno TASSERY-VUILLIN

DEVENEZ MAGNETISEUR

ISBN : 979-10-92919-01-1

"Il n'y a que les passions et les grandes passions
qui puissent élever l'âme aux grandes choses."
Diderot

A Vincent, Laurent et Léa-Carla.

LES ORIGINES DU MAGNETISME

ORIGINES HISTORIQUES

De tout temps, l'être humain a toujours négocié avec la nature et s'en est inspiré, captant sa force pour lui-même et l'incluant dans sa vie de chaque jour. De même qu'il a toujours porté les mains, ou soufflé, dans un réflexe instinctif, à l'endroit douloureux du corps.

Il me semble important de parcourir l'histoire, de connaître l'origine de ce "don", cette capacité merveilleuse dont nous sommes tous capables, qui est celle de soulager, voire de guérir. Les psychologues ont l'habitude de dire qu'il faut savoir et comprendre d'où l'on vient pour appréhender l'avenir le plus parfaitement possible. Examinons donc le passé, dans la première partie de cet ouvrage, pour une meilleure visibilité de votre apprentissage futur.

LA LEGENDE DE MAGNES

Entamer ce voyage sans vous narrer au préalable la légende de Magnès serait dommage tant elle est de circonstance et… "miraculeuse" ! Voici cette légende.

Un berger grec nommé Magnès (signifiant aimant) s'aperçoit un jour qu'une pierre reste accrochée au bout de son bâton ferré. Par intuition, il découpe cette pierre mystérieuse en feuillets, applique ces derniers en guise de semelles à ses sandales et, comme par enchantement, se rend compte qu'il ne fatigue plus lors de longs déplacements. La région de naissance de Magnès prend alors le nom de Magnésie.

LES SUMERIENS

Commençons notre pèlerinage à travers les siècles par le peuple des Sumériens, dont la provenance est incertaine et controversée (*d'Egypte semblerait-il ?*). Les Sumériens sont les premiers occupants, 2000 ans av. JC, de la Mésopotamie (plus ou moins l'Irak actuel), inventeurs entre autres de l'écriture et, dans ce qui nous intéresse, de l'idée même où la perfection humaine doit laisser place à la fragilité, voire à l'échec. Notons que le magnétisme fait naturellement partie intégrante de la médecine sumérienne.

L'EGYPTE

Remontons le temps et intéressons-nous à l'Egypte où, sur de nombreux bas-reliefs, on retrouve souvent le geste d'imposer les mains. Les égyptiens employaient déjà les passes exécutées de nos jours pour soulager les souffrances ou favoriser la conservation des aliments.

Les premières traces d'un usage magnétique semblent être l'utilisation de poissons chats électriques dont les décharges soignent les maux légers, comme les petites migraines.

Rappelons que les prêtres magnétisaient les bandelettes servant à embaumer les momies.

Le temple de Sérapis à Alexandrie était reconnu pour rendre le sommeil à ceux en étant privés.

En 1873, un égyptologue découvre un papyrus rédigé sous le règne de Amenhotep 1er (ou Aménophis selon le nom grec - vers 1520 av. JC), sur lequel on peut lire :

« Pose ta main sur la douleur et dit que la douleur s'en aille. »

On retrouve également des écrits dans les livres des morts :

« Je place les mains sur toi, pour ton bien, pour te faire vivre. »

LA GRECE

C'est en Grèce qu'émerge la science et la pensée rationnelle.

Thalès de Milet (vers 625 – vers 546 av. JC), philosophe et savant, est l'un des premiers à mettre en lumière les propriétés électrostatiques de l'ambre jaune capable d'attirer des petits matériaux.

Dans son grand principe biologique, Pythagore (vers 580 – vers 500 av. JC) admet l'harmonie des contraires et l'équilibre des puissances dans le corps.

Un peu plus tard, Hippocrate (vers 460 – vers 370 av. JC), médecin, démarque de ses théories l'aspect subjectif de la croyance.

Hérodote (vers 484 – vers 425 av. JC), historien, cite les sanctuaires où se rendent les pèlerins désireux de se guérir "autrement".

Diodore (90 – 30 av. JC), historien et chroniqueur, auteur de la Bibliothèque historique, rapporte que les malades arrivent en masse dans le temple d'Isis pour y être "endormis" par les prêtres.

LES ROMAINS

Les romains pratiquent également dans les temples sous la forme de massages allant jusqu'au sommeil, appelés aujourd'hui "sommeil magnétique".

LA BIBLE

Dans la Bible, Simon guérit les épileptiques en soufflant sur certains points de leurs corps, tandis que Jésus apaise et soigne par l'imposition des mains.

LE MOYEN-AGE

Au moyen-âge, les magnétiseurs sont appelés "toucheurs", "conjureurs", "passeurs de maux" ou "passeurs de feu". La pratique est courante, en aucun cas rattachée, dans l'esprit de tous, à la sorcellerie.

Environ un siècle après le Moyen-âge, en 1666, apparaît dans la langue française le mot Magnétisme. Il est utilisé pour désigner l'ensemble des propriétés des aimants.

LES ROIS DE FRANCE

Rappelons-le : les Rois de France, depuis le XIe siècle, ne sont élus qu'à la condition de toucher et donc guérir les écrouelles (*inflammation des ganglions du cou d'origine tuberculeuse*).

A chaque état son pouvoir : celui de guérir la jaunisse pour les Rois de Hongrie, la possession pour les Rois d'Espagne, l'épilepsie pour les Rois d'Angleterre…

ORIGINES THEORIQUES

Il faut attendre les alentours du XVe siècle pour que soient posées les bases du magnétisme moderne et des thérapies holistiques contemporaines.

Henri Cornélis dit Agrippa (1486 – 1535), philosophe et médecin allemand, ainsi que Bombast Von Hohenheim dit Paracelse (1491 – 1541), médecin et alchimiste suisse, attribuent à tous les corps de la nature le pouvoir d'être utilisés en médecine et parle d'esprit vital pénétrant tous les êtres : au moyen d'une force en eux, les corps agissent les uns sur les autres. Cette action est évidemment l'action magnétique telle qu'on la définit aujourd'hui. Mais leur action magnétique manque de précision puisqu'elle n'aborde que l'influence, l'air et l'âme. Aujourd'hui les procédés sont plus précis.

Franz Anton Mesmer (1734 – 1815), médecin allemand, influencé par les théories d'Agrippa et de Paracelse, parle de fluide physique et non plus d'air ou d'âme. Il se sert souvent des propriétés des aimants en thérapeutique. Sa notion de "magnétisme animal" explique la sensibilité des corps naturels à l'action des corps célestes. Pour lui, un fluide physique emplit l'univers, servant d'intermédiaire entre l'homme, la terre et les corps célestes, et entre les hommes eux-mêmes. La maladie résulte d'une mauvaise répartition de ce fluide dans le corps humain. La guérison revient à restaurer cet équilibre perdu. Grâce à des techniques de passes sur le corps, dites passes "mesmériennes", ce fluide est canalisé, emmagasiné et transmis à d'autres personnes.

Le marquis de Puységur (1751 – 1825), élève de Mesmer, va se rendre célèbre grâce à la collaboration d'un paysan qui, une fois magnétisé, devient somnambule. Puységur se rend compte à ce moment qu'il est capable de diagnostiquer les maux des malades. La pratique sera nommée "la lucidité magnétique", aujourd'hui appelée "le sommeil magnétique".

Il est impossible d'énumérer tous les chercheurs, mais passer outre Hector Durville serait une erreur.

Hector Durville (1849 – 1923), maître incontesté du magnétisme, s'applique à des recherches plus scientifiques sur les lois régissant le magnétisme. Il explique comment se manifeste l'agent magnétique, met en relief la notion de polarité et démontre l'influence psychique de l'être humain sur la transmission de pensée à distance et la suggestion mentale. Enfin, il fonde l'Ecole du Magnétisme à Paris.

LES GRANDES DECOUVERTES

FORCES TELLURIQUES et COSMIQUES

L'Homme est placé au centre de deux grands courants d'énergie provenant de la terre et du cosmos, et vit en équilibre entre ces deux forces. Sa santé et sa vitalité dépendent en grande partie de cet équilibre. Si l'équilibre est rompu, l'Homme est perturbé.

Une science appelée GEOBIOLOGIE détecte les points de rupture de ces deux forces. Plus l'équilibre est grand, plus le taux vibratoire est puissant et élevé.

Nous définissons donc le magnétisme comme l'action que les corps exercent entre eux, alors que pour le physicien, c'est l'action des aimants entre eux.

Nous verrons, plus loin dans cet ouvrage, comment rééquilibrer cette harmonie en cas de défaillance.

L'EFFET "KIRLIAN"

La photographie Kirlian (*photographie à haute fréquence*), découverte accidentellement par le couple de techniciens russe Semyon et Valentina Kirlian en 1939, permet de visualiser un halo lumineux de quelques centimètres autour d'un objet ou d'un être vivant. Il s'agirait de l'aura. En conclusion, les Kirlian et leurs successeurs démontrent que l'humain a deux corps distincts : le corps physique et le corps énergétique.

Pour le démontrer, il suffit de magnétiser un corps et de prendre ensuite une photographie Kirlian des mains et des pieds. Nous nous apercevons alors de la forte densité du cliché aux extrémités des membres, correspondant aux méridiens utilisés en acupuncture, et indiquant les disharmonies du corps physique.

BIOMAGNETISME et RADIESTHESIE

Impossible de ne pas parler du Professeur Yves Rocard (1903 – 1992), physicien français, responsable scientifique des programmes de la mise au point de la bombe atomique française et père de Michel Rocard, politicien célèbre. En 1960, il décide de s'intéresser au magnétisme. Il mesure et démontre, à l'aide d'un magnétomètre à protons, la capacité du corps humain à ressentir les modifications du champ magnétique terrestre. Il découvre alors de la magnétite (*cristaux d'aimant naturel*) placée dans sept articulations du corps humain, à gauche comme à droite :

-Dans les arcades sourcilières
-Dans la nuque
-Dans les coudes
-Dans le bas du dos
-Dans les genoux
-Dans les talons
-Dans le gros orteil

Yves Rocard explique aussi l'étrange capacité des sourciers rendue possible grâce à la richesse en minéraux ferreux de l'eau, et à des potentiels électrocinétiques faisant circuler dans la terre des courants électriques.

Citation du Professeur Yves Rocard :

"*Vous savez, le magnétisme et les magnétiseurs survivront, ainsi que les radiesthésistes et les sourciers. Si la science pouvait tout expliquer et la médecine tout guérir, c'en serait fait du magnétisme et des « capteurs » d'ondes mais, et c'est tant mieux, ce n'est pas le cas. Les magnétiseurs et les radiesthésistes existent parce qu'ils obtiennent des résultats incontestables. Ils existeront aussi longtemps qu'ils continueront à obtenir des résultats.*"

LE TOUCHER THERAPEUTIQUE

En 1972, deux médecins new-yorkais, Dora Kunz et Dolores Krieger, appliquent une technique de soins basée sur l'imposition des mains pour soulager les maux physiques.

L'idée est que l'aura magnétique reste stable tant que nous sommes en bonne santé et non perturbés par des émotions ou réflexions négatives. Dans le cas contraire, le champ magnétique existant dans chaque être humain est déstabilisé et la santé défaille sans que l'on en ait vraiment conscience.

Aujourd'hui, le toucher thérapeutique est pratiqué à travers le monde et admis dans l'Ordre des infirmiers du Québec.

LA BIOENERGETIQUE

Basée sur les fluctuations des énergies du corps, la guérison dépend de la volonté du patient à faire un travail sur lui-même pour son harmonie personnelle et sa santé.

COMMENT DEVELOPPER VOS FACULTES MAGNETIQUES

VOTRE APPRENTISSAGE EN QUATRE EXERCICES

Assurez-vous de vous situer dans un endroit calme, loin du bruit, une pièce à part par exemple. Soyez en bonne forme, détendu, puis concentrez-vous en pensant fortement à ce que vous allez faire.

Il se peut que vous ne réussissiez pas ces exercices. Comme tout début dans une activité, il faut s'entraîner encore et encore…

MAGNETISATION DE GRAINES

Déposer dans 2 assiettes la même quantité et espèce de graines à germer. L'une sera à magnétiser, l'autre servira de témoin, vous n'y toucherez donc jamais. Les 2 assiettes subiront la même exposition à la lumière et recevrons la même quantité d'eau (*arroser légèrement tous les 2 ou 3 jours*).

Apposer les mains à environ 5 à 10 cm sur l'assiette choisie, 10 à 15 minutes par jour et pendant 5 à 7 jours. Comparer les 2 assiettes : les graines magnétisées doivent s'être développées d'une façon plus importante que celles dans l'assiette témoin.

MAGNETISATION DE L'EAU

Remplir 2 verres d'eau puis magnétiser le verre choisi, l'autre servant de témoin, 5 minutes par jour pendant 3 jours. Goûter ensuite l'eau des 2 verres : l'eau magnétisée doit avoir un goût ferreux tandis que l'eau dans le verre témoin n'a pas de goût particulier.

MOMIFICATION DES CHAIRS

Disposer 2 morceaux de viande rouge dans 2 assiettes, l'une servant de témoin. Magnétiser l'assiette choisie, des deux côtés de la viande, entre 15 et 20 minutes par jour pendant 3 à 5 jours. La viande magnétisée doit être desséchée, la viande témoin putréfiée.

L'EXERCICE DU PENDULE

Tenir un pendule immobile, maintenu par un fil de près d'un mètre, dans votre main droite. Appuyer un objet en fer sur votre arcade sourcilière gauche. Le pendule se met alors à tourner.

L'explication est simple : l'objet en fer devient un aimant dans le champ magnétique terrestre et produit à son tour un champ magnétique perturbateur.

Maintenant, si nous remplaçons l'objet en fer par les doigts de la main d'un magnétiseur, le pendule tourne également, prouvant ainsi la présence de magnétite dans les articulations des doigts.

LES PROCEDES DU MAGNETISME

LE MAGNETISME INDIRECT

Le magnétisme peut être transmis à distance, soit par influence, soit au moyen de supports. Ces supports servent d'accumulateurs et transmettent à l'organisme leurs charges.

Les patients ne doivent pas porter de matière en soie car la soie est un isolateur.

INFLUENCE MENTALE

Comme nous l'avons précédemment vu, le corps humain est en équilibre, vibre comme un résonateur entre deux courants d'énergie et est entouré d'un champ magnétique terrestre. Il est reconnu que la pensée influence la matière vivante, permettant des changements divers au niveau physique, psychique ou affectif grâce aux énergies mentales dirigées positivement ou négativement. A notre insu ou pas, de nombreuses projections mentales nous affectent tous. Les pensées alors émises par le cerveau forment des images, nous laissant libres de mettre en œuvre ou pas ces forces.

Pour pratiquer l'influence à distance, vous devez posséder une grande faculté de concentration et faire un vide mental total.

-2 à 5 séances sont nécessaires afin que l'influence mentale porte ses fruits.

L'EAU

Magnétiser l'eau dans une bouteille ou un verre en effectuant 15 à 20 passes lentes descendantes.

-Un verre tous les matins à jeun favorise le système cellulaire de l'organisme et constitue un excellent drainage.
-Un verre chaque soir au coucher est très utile contre la constipation.

LE COTON

Magnétiser par des impositions digitales avec un mouvement circulaire.

-Appliquer le coton sur la partie à traiter pendant 1 à 2 semaines maximum. Au-delà, le coton perd son énergie.

LA PHOTO

Tout objet ayant été en contact avec une personne garde ses vibrations. Elles sont récupérées par le magnétiseur qui les retransmet sous forme d'énergies à son patient.

La transmission peut se faire par influence mentale ou par des passes, suivant les maux à soulager ou guérir.

LE MAGNETISME DIRECT

Les patients ne doivent pas porter de matière en soie car la soie est un isolateur.

La durée d'une séance ne doit pas dépasser 30 minutes afin d'éviter une surcharge désagréable pour l'organisme.

L'intervalle des séances est en principe d'une semaine, sauf cas précis.

Comme le faisaient les anciens magnétiseurs, je ne commence jamais une séance sans avoir pris "contact" avec les énergies de mon patient. Chacun est libre de cet usage ou non. C'est ce que j'appelle "la prise de contact".

-Poser les 2 mains sur les épaules du patient pendant quelques minutes ou prenez-lui les mains.

LES PASSES MAGNETIQUES

LES PASSES A GRAND COURANT

Le patient est debout, assis ou allongé.

Toujours magnétiser de la tête aux pieds, cela évite un malaise au patient.

Les mains sont bien ouvertes.

Répéter les passes entre 10 et 15 fois.

Entre chaque passe, rejeter les énergies négatives récupérées dans votre main, dans un mouvement de rejet au sol.

PASSES LENTES

Elles chargent le sujet en énergie, calment et font ressentir un bien-être.

Elles sont souvent pratiquées en début de séance, quelle que soit la pathologie à traiter.

Utilisation d'une main ou des deux mains de chaque côté du corps.

-Du sommet de la tête, descendre lentement le long du corps jusqu'aux pieds, à une distance de 10 cm.

PASSES MOINS LENTES

Elles sont stimulantes.

-Du sommet de la tête, descendre moins lentement que précédemment le long du corps jusqu'aux pieds, à une distance de 40 cm.

LES PASSES A PETIT COURANT

Elles ne s'adressent qu'à une partie du corps : de la tête au bassin ou du bassin aux pieds, ou le long d'une zone fragilisée.

La pratique et l'impact sont similaires aux passes à grand courant, lentes ou moins lentes.

-Si vous êtes droitier : apposer la main droite à quelques centimètres de la zone concernée et appliquer la main gauche en opposition, de l'autre côté du corps, pour des raisons de polarité du corps. *(voir chapitre sur la polarité)*

LES PASSES TRANSVERSALES

Elles calment et diffusent une énergie trop concentrée à un endroit du corps, causant généralement des troubles. On dit que c'est une action "démagnétisante". Un magnétiseur capte cette concentration lors de passes à grand courant.

-Effectuer avec la main un mouvement d'essuie-glace autant de fois que nécessaire et toujours en s'éloignant de la zone concernée.

Ces passes transversales sont parfois utilisées à la fin d'une séance, ceci afin d'éviter les réactions de surcharge d'énergie pouvant s'avérer inconfortables pour le patient. Si tel est le cas :

-Répéter ces passes une douzaine de fois des 2 côtés du corps en même temps, de la tête aux pieds, toujours en s'éloignant.

LES DIFFERENTES IMPOSITIONS DES MAINS

LES IMPOSITIONS PALMAIRES

Elles stimulent un organe comme le foie, la vésicule biliaire, la rate, le pancréas, par exemple.

-Présenter la paume de la main à 10 cm de la zone concernée pendant 5 minutes.

LES PROJECTIONS DIGITALES

Elles apaisent les points douloureux, précis et localisés, comme les rhumatismes par exemple.

-Allonger les doigts jusqu'à former une pointe en faisceau et diriger le fluide à 10 cm de la zone concernée.

LES IMPOSITIONS ROTATIVES

Elles stimulent les intestins (constipation), calment et rassurent.

<u>Important</u> : ne jamais effectuer sur une femme en début de grossesse ou en période menstruelle.

-Présenter la paume de la main à moins de 5 cm de la zone concernée et décrire des cercles dans le sens des aiguilles d'une montre.
-Pour calmer, élargir les cercles.
-Pour stimuler, réduire les cercles.

LES INSUFFLATIONS

CHAUDES

Elles stimulent et sont efficaces sur les douleurs d'arthrose, lumbagos, torticolis et contractures musculaires.

-Souffler très près de la zone concernée.

FROIDES

Elles renouvellent l'énergie, notamment dirigées sur le front, et dégagent les douleurs violentes.

-Souffler à distance sur la zone concernée.

LA POLARITE

NOTION

Dans un aspect général, la femme est une polarité négative, l'homme une polarité positive.

Le corps humain est polarisé comme l'aimant, son axe principal est la colonne vertébrale.

Chez le droitier, le côté droit est le pôle positif, inversement chez le gaucher.

Les pôles similaires stimulent, les pôles contraires calment. Nous pouvons contrôler cela avec des aimants : deux aimants aux pôles similaires se repoussent, deux aimants aux pôles contraires se rapprochent ; il en est de même pour le corps humain.

MAGNETISME PHYSIQUE

Seuls les magnétiseurs pratiquant le magnétisme physique, ce qui est mon cas, utilise la méthode ci-dessous expliquée.

Dans le cadre d'un magnétisme purement physique et à partir du concept cité dans le sous-chapitre "NOTION", une des mains a une action positive calmante et l'autre négative stimulante. Sachant que rien n'est formel, il faudra de vous-même les déterminer.

-Lorsque la main droite vient au contact du côté droit du patient, il y a déséquilibre et rejet. Donc changer la position par rapport au patient pour magnétiser.

VERIFICATION DE LA POLARITE CHEZ UN PATIENT

Un inversement de la polarité survient souvent sous l'effet de facteurs négatifs, comme par exemple une perte d'énergie, une maladie, un choc psychologique, une émotion défavorable. Le patient n'est donc plus réceptif aux énergies transmises par le magnétiseur.

COMMENT DETECTER UNE POLARITE INVERSEE

Le patient est debout ou allongé.

-Effectuer une passe à grand courant (de la tête aux pieds) très lentement sur le devant du corps, tout en essayant de percevoir une sensation de chaud ou de froid au niveau de la main.

-Faites le même exercice sur l'arrière du corps.

<u>Sensation de chaud</u> : polarité normale.

<u>Sensation de froid</u> : polarité inversée.

COMMENT REPLACER UNE POLARITE INVERSEE

Le patient est debout ou allongé.

Travailler sur un côté du corps, puis sur l'autre.

-Effectuer 15 à 20 passes à grand courant lentement. N'oubliez pas le rejet à la terre à chaque passe.

Vous veillerez à ce que le patient ne ressente aucune sensation désagréable ou de mal-être au cours de ce replacement. Si tel est le cas, le "dégager" avec des passes transversales jusqu'au retour à l'état normal.

<u>Si tout s'est bien passé</u> :

-Vérifier à nouveau la polarité du patient en effectuant une passe à grand courant sur le devant et l'arrière du corps.

<u>Si rien n'a changé</u> :

-Effectuer une nouvelle fois le replacement.

<u>Important</u> : replacer une polarité entraîne généralement chez le patient une fatigue ou un mal-être léger. Pour éviter ce désagrément, une nouvelle séance doit être effectuée une semaine plus tard.

LES CHAKRAS ou CENTRES ENERGETIQUES

Chakra signifie en sanskrit (langage indo-aryen ancien) disque, tourbillon, roue ou lumière rotative, en référence aux 7 points du corps permettant de capter l'énergie vitale lorsqu'ils sont ouverts. Chaque chakra est relié à l'une des sept couleurs de l'arc-en-ciel et consacre son énergie à des rôles bien précis.

Les chakras s'énumèrent à partir du bas du corps.

1 – LE CHAKRA RACINE

Situé près du coccyx, il régit l'adrénaline et exprime le siège de la force de vie, la résistance, le dépassement de la peur et de la mort, la recharge du moral, mais également les relations avec l'argent, le travail, la nourriture, le logement.

Les zones du corps qu'il gouverne sont : la colonne vertébrale, les os, les dents, les ongles, les jambes, l'anus, le rectum, les intestins, le sang, les cellules sanguines, les ovaires, la prostate.

Bloqué et fermé, il entraîne des problèmes circulatoires dans les pieds, les jambes, les chevilles, les genoux et les articulations des doigts de pieds.

2 – LE CHAKRA SACRE ou DU VENTRE

Situé juste en dessous du nombril, il régit la testostérone et les glandes endocrines, et exprime la vie physique, la sexualité, les pulsions, la reproduction mais également les relations émotionnelles avec les autres, à la famille, au passé, à la conscience collective.

Les zones du corps qu'il gouverne sont : les organes génitaux, les organes d'assimilation à la nourriture, les reins.

Bloqué et fermé, il entraîne un contact physique et/ou émotionnel délicat voire compliqué.

3 – LE CHAKRA SOLAIRE ou PLEXUS SOLAIRE

Situé au-dessus du nombril, sous le sternum, il régit l'insuline et exprime l'énergie vitale, le centre des désirs, la volonté, l'endurance, la confiance en soi.

Les zones du corps qu'il gouverne sont : le foie, la vésicule biliaire, l'estomac, la rate, le système nerveux, le bas du dos, l'abdomen, le pancréas.

Bloqué et fermé, il entraîne des problèmes dans le fonctionnement d'un ou de plusieurs des organes cités mais également la colère, la peur et la difficulté à entreprendre.

4 – LE CHAKRA DU COEUR

Situé au centre de la poitrine, il régit l'hormone du thymus et exprime la reconnaissance, la compréhension de soi, la sagesse, la compassion, le désir de donner et de partager, la conscience du groupe.

Les zones du corps qu'il gouverne sont : le cœur, le poumon, le thymus, l'épiderme, le système vasculaire.

Bloqué et fermé, il entraîne des problèmes d'hypotension et d'hypertension, des maladies cardiaques, des difficultés de circulation sanguine, des infections respiratoires, d'hyperventilation et d'hypoventilation, des douleurs au milieu du dos, de pneumonie, mais également de tristesse dans la vie en général.

5 – LE CHAKRA DE LA GORGE

Situé au niveau de la gorge, il régit la glande thyroïde et exprime la communication, l'expression, la création artistique, la connaissance, la recherche spirituelle, l'intelligence en action, la conscience de soi, l'intuition.

Les zones du corps qu'il gouverne sont : le système respiratoire, l'œsophage, la voix, le cou, la mâchoire, la nuque, l'oreille, la bouche, la gorge.

Bloqué et fermé, il entraîne des douleurs musculaires au niveau du cou, des cervicales, des problèmes d'ouïe, de bouche ou de dent.

6 – LE CHAKRA FRONTAL
ou 3ème OEIL

Situé entre les sourcils, il régit l'hypophyse et exprime la clairvoyance, la fonction sensoriel, l'imagination, la sagesse, l'union ultime du corps et de l'esprit.

Les zones du corps qu'il gouverne sont : système nerveux, partie inférieure du cerveau, œil gauche, oreilles, sinus, nez.

Bloqué et fermé, il entraîne des problèmes de sinusite, de maux cervicaux ou de migraine répétitive, d'angoisse récurrente, de difficulté décisionnaire, de vision.

7 – LE CHAKRA CORONAL ou COURONNE

Situé à l'endroit de la fontanelle, au sommet du crâne, il régit la sérotonine et exprime la volonté spirituelle, l'esprit de synthèse, le sentiment de paix profonde, la notion d'être authentique, le repos, le sommeil, la sensibilité, l'état d'âme.

Les zones du corps qu'il gouverne sont : partie supérieure du cerveau, œil droit.

Bloqué et fermé, il entraîne des problèmes de douleur et de tension au niveau de la tête, du cou et des épaules, ainsi que de la dépendance.

LES POINTS ENERGETIQUES

(Shéma page suivante)

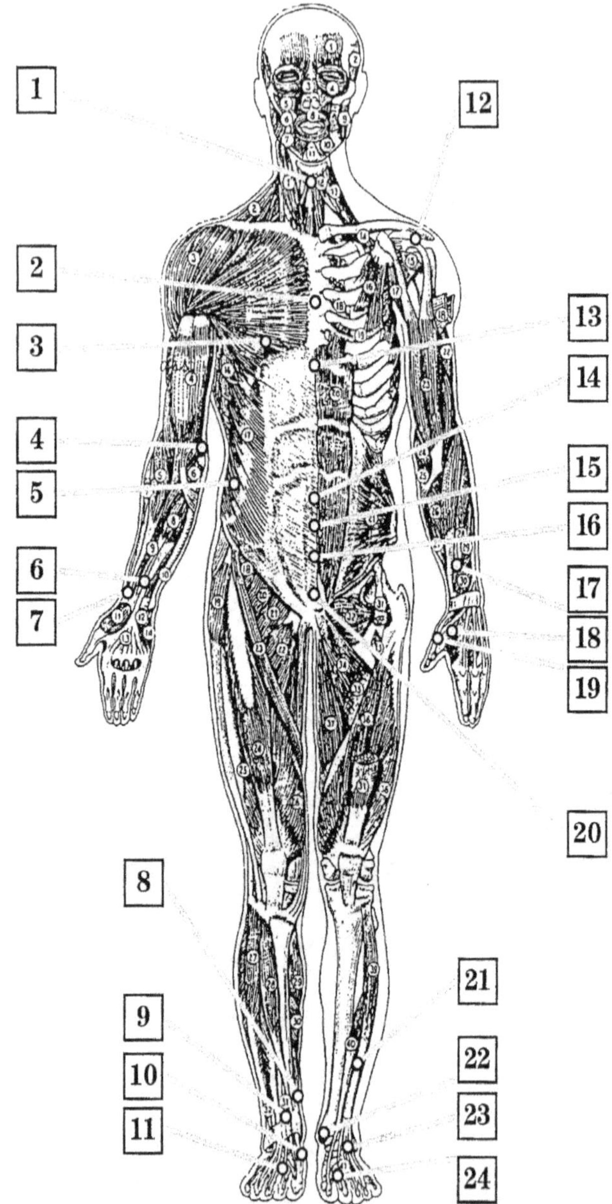

1. Angine, Grippe, Asthme, Toux, Rhino-pharyngite
2. Angoisse, respiration difficile, Stress
3. Maux de tête, fatigue, Jambes lourdes, Hémorroïdes, Rhumatisme, Vertige, Nausées
4. Joie de vivre
5. Acidité, Goutte, Crampe, Arthrite, Aphte, Diabète, Coup de pompe
6. Diminution tabagique, Pleurs, Angoisse, Méditation
7. Inflammation, Brûlure
8. Rhumatisme, Albumine, Anurie, Calcul, Néphrite
9. Fatigue, Aérophagie, Circulation sanguine
10. Acidité, Diabète
11. Nausée, Vertige, Angoisse, Spasme, Nervosité, Crise de foie
12. Périarthrite
13. Plexus solaire, Stress, Angoisse, Palpitation, Brûlures d'estomac
14. Fatigue, Energie masculine
15. Spasmes intestinaux, Cœur lent, Stérilité, Diarrhée
16. Spasme, Impuissance
17. Nervosité, Intériorisation
18. Constipation, Diarrhée
19. Rhume, Grippe, Bronchite
20. Incontinence, Anurie, Cystite
21. Vertige, Diarrhée, Constipation, Nausée, Maux de tête
22. Anorexie, Aide à la digestion, Coupe-faim
23. Vertige, Diarrhée, Constipation, Nausée, maux de tête
24. Coupe-faim

UTILISATION DU MAGNETISME SUR DIFFERENTS TROUBLES

Vous appréhenderez, au fil du temps et de l'expérience acquise, la manière d'utiliser votre magnétisme. Il faut qu'elle soit la plus évidente à votre façon d'agir, à votre esprit, à vos ressentis et… dans vos mains !

Vous pouvez également compléter les applications décrites dans cet ouvrage par des projections digitales sur les points énergétiques, les points d'acupuncture, les points de réflexologie, et vous servir des chakras, des notions de polarité, etc… suivant la pratique future estimée vous correspondre ou pas.

IMPORTANT

Un délai d'une semaine est obligatoire entre chaque séance, sauf cas précis.

En cas d'hospitalisation du patient, il faut attendre 8 à 10 jours avant de le magnétiser.

Ne jamais dévier une ordonnance médicale, vous n'êtes pas médecin ! Il faudra connaître vos limites en matière de magnétisme et ne jamais renoncer à son principe : l'humilité.

RECHARGEMENT EN ENERGIE

Le geste du Kâ.

Il consiste à capter l'énergie puis la diriger vers le patient.

- -Se placer derrière le patient.
- -Imposition palmaire de la main droite à quelques centimètres de l'arrière du crâne.
- -Présenter la paume de la main gauche à hauteur du cou, perpendiculairement à la main droite.

La main gauche sert de capteur et renvoie à la main droite.

LE SYSTEME NERVEUX

- -(facultatif) Ouvrir les chakras 1 et 6, les stimuler à l'aide de projections digitales.
- -Impositions palmaires le long de la colonne vertébrale.
- -Imposition palmaire sur le plexus solaire.

-Projections digitales sur les points situés au-dessus de chaque sein, à la verticale de la pointe.

LES DOULEURS

Dans la généralité et peu importe le siège de la douleur, le responsable est le système nerveux.

-Traiter le système nerveux.

MAUX DE TETE

Répéter tant qu'il n'y a aucun soulagement.

-Imposition palmaire au front de la main droite, à la nuque de la main gauche.
-Passes rapides à petit courant du haut de la tête jusqu'aux épaules pendant 5 minutes.
-Impositions digitales rotatives sur le foie pendant 2 minutes.

DOULEURS DIGESTIVES

-Imposition rotative sur l'estomac pour le stimuler.
-Impositions palmaires sur le foie et la vésicule biliaire pendant quelques minutes, pour les stimuler.

DOULEURS DE LA MENSTRUATION

-Passes à petit courant le long des trompes perpendiculaires au corps.

-Impositions palmaires sur le petit bassin OU des ovaires si la patiente n'est pas sujette aux hémorragies.

-Projections digitales sur le point situé au niveau de la jambe, à 10 cm au-dessus de la malléole externe.

RAGE DE DENTS

Consultation obligatoire chez le dentiste.

-Impositions palmaires sur la zone atteinte.

-Projections digitales sur la joue, au niveau de la dent douloureuse.

RHUMATISMES

Ils touchent principalement les articulations.
Séance à renouveler chaque jour.

-Passes lentes à petit courant sur les zones douloureuses.

-Projections digitales sur les zones douloureuses.

-Impositions palmaires sur le foie et les reins.

-Passes rapides à petit courant sur la colonne vertébrale pendant 5 minutes.

A L'EPAULE

-Projections digitales au point situé sur le devant de l'épaule, dans le creux, lorsque le bras est tendu à l'horizontale.

LUMBAGO

-Passes transversales sur les zones douloureuses.

-Projections digitales sur le point situé derrière la jambe, au milieu du pli du genou *(traiter sur les 2 jambes)*.

ARTHRITE

Inflammation d'une ou plusieurs articulations.

-Passes rapides à petit courant sur les zones concernées.

-Passes lentes sur chaque membre pour tonifier les nerfs.

-Passes semi-lentes à petit courant sur la colonne vertébrale afin de donner des forces au patient.

TORTICOLIS

-Passes lentes à petit courant sur les muscles de la nuque.

-Projections digitales sur le point situé au niveau de l'épaule ou du trapèze.

SCIATIQUE

En cas de déplacement de vertèbres, consulter impérativement un ostéopathe, et soulager le patient dans cette attente.

-Impositions palmaires en bas des reins, une main de chaque côté de la colonne vertébrale, pendant 5 minutes.

-Passes rapides à petit courant sur la colonne vertébrale en partant de la nuque.

-Passes lentes à petit courant, en partant des reins et en descendant le long du nerf sciatique irrité, en insistant sur la région fessière concernée, pendant 15 minutes.

-Projections digitales sur le point situé sur la face extérieure de la fesse.

-Projections digitales sur le point situé en haut de la cuisse, au milieu du pli fessier.

BRÛLURE

Répéter les séances à raison d'une fois par jour.

-Projections digitales sur la partie concernée pendant 15 à 20 minutes.

-Insufflations froides une vingtaine de fois.

-Magnétiser les bandages pour aider la cicatrisation.

OTITE

-Imposition palmaire au niveau de l'oreille concernée.

-Insufflations chaudes pendant 5 à 10 minutes pour faciliter l'écoulement d'humeur.

BOURDONNEMENT D'OREILLE

Le patient est assis.

-Impositions palmaires sur les oreilles.

-10 à 15 passes à petit courant sur chaque oreille.

JAMBES LOURDES et CHEVILLES ENFLEES

Le patient est assis.

-Impositions palmaires sur les cuisses et les chevilles.

-10 à 15 passes à petit courant sur chaque jambe allongée.

-Projections digitales sur le point situé entre la cheville et le genou.

VARICES

Traitement identique aux jambes lourdes et chevilles enflées. Ajouter des passes rapides à petit courant au niveau des varices.

ABCES, FURONCLE, ECZEMA, DEMANGEAISON

-Impositions palmaires sur la zone concernée pendant 5 minutes.

-Impositions palmaires sur le foie, les reins, et les intestins pendant 10 minutes.

En cas de douleurs :

-Passes transversales rapides à l'endroit des douleurs.

Si l'origine est nerveuse :

-Traiter le système nerveux.

ECZEMA

Projections digitales sur les points suivants :

-Derrière le genou, au milieu de la pliure.

-De chaque côté de la 3ème vertèbre dorsale.

-Au milieu de chaque cuisse.

-Au centre de chaque avant-bras.

PSORIASIS

-Traiter le système nerveux.

-Utiliser les points énergétiques.

FURONCLE

-Faire appliquer du coton magnétisé pendant quelques jours *(un coton différent pour chaque jour)*.

ALCOOLISME

-Impositions palmaires régulières sur le foie.

-Projections digitales sur le point situé à la pointe du nez *(effet de dégrisement)*.

FATIGUE GENERALE

-Passes très lentes à grand courant.

-Impositions palmaires sur le rachis, le foie, la rate et le pancréas.

PERTE DE CONNAISSANCE

-Passes rapides à petit courant sur la colonne vertébrale.

ANGOISSE

Le patient est assis.

-Passes rapides à petit courant de la nuque au bas de la colonne vertébrale, pendant 15 à 20 minutes.

-Passes transversales rapides du front jusqu'au haut de l'abdomen, pour dégager la tête.

-(le patient est allongé) Impositions palmaires sur le plexus solaire, pendant 10 minutes.

-Projections digitales sur le point situé au sommet du crâne, en son centre.

INSOMNIE

Interroger le patient sur l'orientation de son lit ; la meilleure position est :

-Tête au nord.

-Pieds au sud.

Faire supprimer les excitants de toutes sortes, comme le café, le thé, le tabac, etc.

séances : 2 par jour sont nécessaires.

-Impositions palmaires sur le crâne et la nuque pendant 5 minutes.

-Passes lentes à petit courant sur la colonne vertébrale.

-Projections digitales sur le point situé entre les 2 yeux.

<u>Si cela ne suffit pas</u> :

-Impositions palmaires sur l'estomac, appliquer l'autre main à la même hauteur dans le dos.

-Projections digitales sur le point situé à l'angle extérieur du 2ème orteil, proche du 3ème orteil.

CONJONCTIVITE

Si infectieuse, le patient doit voir un médecin.

-Impositions palmaires sur les 2 yeux.

-Magnétiser les bains d'yeux prescrits par le médecin.

BAISSE DE L'AUDITION

-Impositions digitales rotatives sur chaque oreille.

GRIPPE

séances : 3 par jour.

-Passes rapides à petit courant du haut jusqu'en bas de la tête.
-Passes lentes à petit courant de la gorge aux poumons.
-Projections digitales sur l'estomac et le foie pendant 5 minutes.
-Passes lentes à grand courant des 2 côtés du corps.
-Projections digitales sur le point situé sur le dessus du poignet, juste au-dessus de la pliure.
-Projections digitales sur le point situé au milieu de l'épaule, à la base du cou.

ROUGEOLE

-Passes rapides à grand courant.
-Impositions palmaires sur la colonne vertébrale.

OREILLONS

-Passes lentes à petit courant sur les oreilles.

-Faire appliquer du coton magnétisé.

SCARLATINE

-Passes rapides à grand courant.

-Passes rapides à petit courant sur la colonne vertébrale.

-Impositions palmaires sur les bronches.

ZONA

Les séances doivent se succéder jusqu'à cessation complète des douleurs. Les boutons ou pustules doivent se dessécher jusqu'à disparition complète.

-Passes à petit courant le long de la zone douloureuse pendant 10 minutes.

-Impositions palmaires sur la zone douloureuse pendant 10 minutes.

BRONCHITE

-Passes rapides à grand courant de la nuque au sacrum *(os du bas de la colonne vertébrale)*, pour dégager et calmer.

-Impositions palmaires sur la tête.

-Passes à petit courant du cou à la base des poumons.

-Projections digitales sur tous les points douloureux au niveau du sternum.

ASTHME ou GENE RESPIRATOIRE

Séance à raison de 3 fois par semaine.

-Impositions palmaires sur la cage thoracique, afin de la saturer.

-Passes à petit courant du cou aux reins en suivant la colonne vertébrale.

-Impositions palmaires sur le plexus solaire pendant 5 minutes.

-Impositions palmaires sur le foie pendant 5 minutes.

-Projections digitales sur les 2 points situés dans le dos, de chaque côté de l'épine dorsale, au niveau de la 3ème vertèbre dorsale.

ANGINE

-Impositions palmaires sur la gorge.

-Projections digitales sur le point situé au pouce, à l'angle interne, vers l'index. Si la douleur siège de chaque côté de la gorge, effectuer des projections sur les 2 pouces.

EXTINCTION DE VOIX

-Passes lentes à petit courant sur la région du cou et du larynx.

-Impositions palmaires sur la même région.

RHUME DE CERVEAU

Ecoulement au niveau du nez

-Passes à grand courant pour énergiser le patient.

-Projections digitales sur le point situé entre les 2 yeux.

NEZ BOUCHE

-Projections digitales sur les sinus jusqu'à soulagement de la douleur.

-Impositions palmaires sur l'arrière du crâne.

INDIGESTION

-Impositions palmaires sur le foie et la vésicule biliaire.

-Projections digitales sur le haut de l'abdomen.

DOULEUR A L'ESTOMAC

-Impositions palmaires sur le pancréas, le foie, et l'estomac.

AEROPHAGIE

-Projections digitales sur les 2 points situés au-dessus des seins, sur le haut de la poitrine, entraînant généralement des éructations bénéfiques.

-Projections digitales sur le point situé sur la base intérieure du pied, en son centre.

-Projections digitales sur le point situé sur le milieu de l'avant-bras, bord supérieur.

ULCERE A L'ESTOMAC

-Impositions palmaires sur l'estomac pendant 5 minutes.

-Faire appliquer au patient, à son domicile, du coton magnétisé pendant 5 à 10 minutes.

AIGREURS ET ERUCTATIONS ACIDES

-Projections digitales sur le haut de l'abdomen pendant 5 minutes.

-Passes lentes à grand courant pour saturer le patient.

EXCES ALIMENTAIRE

-Impositions palmaires sur le foie pendant 5 à 10 minutes.

CONSTIPATION

-Impositions palmaires sur la partie abdominale pendant 5 minutes.

-Projections digitales rotatives sur la partie abdominale pendant 5 minutes.

-Projections digitales sur le point situé entre les 2 yeux *(chakra 3ème œil)* pendant une minute.

-Projections digitales sur le foie pendant une minute.

-Impositions rotatives de 30 rotations en suivant le trajet du gros intestin.

-Projections digitales sur le point situé à l'extrémité du gros orteil, côté intérieur.

DIARRHEE

-Impositions palmaires prolongées sur la région abdominales.

-Projections digitales sur le point situé sur l'avant de la jambe, à une main de la pointe de la rotule.

COLITE

Inflammation du côlon.

-Traiter le système nerveux.

-Impositions palmaires sur la région abdominale.

-Impositions palmaires sur le foie et la vésicule biliaire.

-Projections digitales sur le point douloureux.

HEMORROÏDES

-Passes à petit courant sur la colonne vertébrale.

-Projections digitales sur les points situés au milieu des mollets, sur les jambes.

PALPITATIONS LEGERES DU COEUR

-Impositions palmaires sur le cœur pendant 10 minutes.

-Passes à petit courant de la tête au haut de l'abdomen.

ANGINE DE POITRINE

-Passes transversales sur la région du cœur. Eloignez-vous du patient pour éviter tout malaise.

MES CONSEILS

Magnétiser peut vous faire ressentir des fatigues passagères car l'énergie captée passe en vous avant de la renvoyer. Il arrive aussi parfois que l'on donne sa propre énergie dans un acte de bienfaisance.

Magnétiser peut également vous faire capter les énergies négatives de vos patients.

Il est donc important, au fil du temps et de vos expériences, de connaître vos réactions, savoir vos limites, apprendre à se décharger du négatif et se recharger en positif.

Pour toutes ces raisons, il vous faut être dans un bon état moral et physique.

-Après chaque séance, passer les mains sous l'eau froide afin de vous décharger des énergies négatives et vous recharger en énergie positive.

-La terre est aussi un bon moyen de vous décharger des énergies électromagnétiques de la journée, en la foulant, pieds nus.

-Lors d'une douche, laisser couler l'eau au sommet de votre crâne et en son centre, le long de votre colonne vertébrale, en jets sur votre plexus solaire.

-Ressourcez-vous en énergie régulièrement. Marchez en pleine nature, foulez la terre, touchez les arbres.

-Apprenez à vous relaxer.

CONCLUSION

Notre voyage est à sa fin, mais un autre commence pour vous : nouveau, merveilleux, évolutif car le don de soi est un présent inestimable.

A vous maintenant d'adapter les techniques décrites dans ce manuel selon vos ressentis et vibrations propres, et d'améliorer vos connaissances dans le magnétisme car les étendues sont nombreuses.

Sachez rester humble en toute situation. Apprenez, entraînez-vous, progressez, découvrez, évoluez prudemment. Prenez confiance petit à petit de vos possibilités, gage de succès et d'estime d'un travail sérieux.

Le magnétisme est un esprit différent de la science, de notre mode de vie, de nos rapports aux autres. C'est aussi un chemin vers nous-même et la nature qui nous a fait naître, vers l'intelligence et la raison de bien faire.

J'ai voulu ce guide simple d'accès, rapide à la compréhension et condensé pour aller à l'essentiel, sans "blabla" inutile. J'espère que vous l'aurez apprécié ainsi.

Je vous souhaite d'excellents résultats et reste à votre disposition pour tout complément d'information, par courriel : brunotassery.magnetiseur@gmail.com

TABLE DES MATIERES